九字印

Ku   Ji   In

Guide de l'enseignant en Kuji-In

Par MahaVajra

Éditions F.Lépine
ISBN 978-1-926659-01-5

Table des matières

Préparation de l'enseignant

Avant de pouvoir devenir un enseignant en Kuji-In de l'approche transformationnelle certifié, nous devons discuter de quelques sujets.

1— Vous devez avoir lu les 3 livres de la trilogie du Kuji-In de l'approche transformationnelle écrits par François Lépine et avoir pratiqué toutes les techniques au moins quelques fois, incluant toutes les techniques de Qi-Gong qui se trouvent dans le premier volume. Vous pouvez utiliser vos propres techniques et enseignements de Qi-Gong dans vos classes, mais soyez également conscient de l'enseignement standard.

2— Vous devez avoir fait le processus de méditation de Kuji-In de 9 jours ainsi que le processus d'auto-initiation de Kuji-In de 63 heures, trouvés à la fin du second livre.

3— Autel, prière et mantras au moins une fois par semaine, préférablement à tous les jours. Vous devez avoir commencé ce processus lorsque vous demandez votre certification d'enseignant et vous aurez à le faire chaque fois que vous enseignez le Kuji-In, en plus de vos pratiques quotidiennes ou hebdomadaires.

Sans devoir devenir bouddhiste de façon religieuse, vous devez vous bâtir un autel spirituel simple dans la tradition de votre choix (bouddhiste, chrétien, hindou…). Assis devant votre autel, récitez des prières de gratitude envers le Dieu auquel vous croyez. Ensuite, utilisez un mala pour réciter 108 fois un seul mantra de Kuji-In de votre choix, en utilisant la version Sanskrit du mantra.

Un mala est un collier de prière bouddhiste ou hindou, fait de 108 billes. Vous devez compter une bille chaque fois que vous récitez un mantra. En tenant le mala, vous ne faites pas le mudra avec vos mains. Réciter un mantra 108 fois en utilisant le mala pour compter dotera le mala de la conscience du mantra et soutiendra votre élévation spirituelle lorsque vous enseignez. Vous ne devriez pas utiliser votre index pour compter les billes du mala, mais plutôt le majeur ou le pouce. Plus vous récitez les mantras de Kuji-In en utilisant votre mala, plus puissant sera l'effet.

Personne d'autre que vous ne devrait toucher votre mala personnel, bien que cela ne soit pas dramatique. Vous devrez refaire un mala (c'est-à-dire réciter 108 fois un mantra) afin de réinitialiser la puissance de votre mala.

Plus d'information à propos de l'utilisation d'un mala est disponible à la fin de ce livret, dans le chapitre « Préparation du maître ».

Initiation

Lorsque n'importe quel enseignement spirituel est transmis d'un maître à un disciple ou à un étudiant, il y a également une passation de conscience, où l'esprit de l'étudiant est réceptif à l'esprit de l'enseignant. Il se produit alors une initiation. Une partie de la connaissance et de l'expérience de l'enseignant est ainsi transférée à l'étudiant, de sorte que celui-ci n'a pas à passer des centaines d'heures à obtenir la conscience de l'enseignement spirituel. Cette initiation permet à l'étudiant de devenir conscient presque instantanément de l'enseignement sacré, et ce, pratiquement au même niveau que le maître possède d'un tel enseignement. Ensuite, l'étudiant doit accumuler sa propre expérience de l'enseignement, par la pratique, afin qu'il puisse lui-même s'illuminer de cette conscience spirituelle.

CEPENDANT, avant que quelque enseignement que ce soit n'existe, avant que le concept d'augmentation de pouvoir ne soit utilisé, il existait des humains sur le sentier spirituel qui ont passé plusieurs centaines d'heures à s'adonner à des méditations et pratiques spirituelles, dans l'espoir de se découvrir eux-mêmes ainsi que de découvrir le monde spirituel. Ainsi, il est possible pour quiconque de découvrir l'enseignement spirituel en étudiant et en pratiquant par eux-mêmes. Même si le processus est passablement plus long, l'augmentation de puissance se produira avec le temps, de la pratique et de la persévérance.

L'objectif de l'acquisition de puissance par autrui, ou de recevoir une initiation d'un maître, est de produire un mouvement de conscience d'une telle envergure que la perception de l'étudiant s'éveille afin de ressentir et de vivre l'expérience immédiatement. Sans cette expérience immédiate de la vérité spirituelle, l'étudiant peut finir par croire que c'est inutile... et éventuellement cesser sa pratique spirituelle.

Une fois que quelqu'un à vécu quelques processus d'acquisition de puissance avec un maître, sur une période de temps assez longue, la conscience de l'étudiant maintenant éveillée peut acquérir une certaine puissance immédiatement grâce à la disponibilité de l'humain de participer à la pratique spirituelle avec le véritable esprit. Les nouveaux moines et étudiants apprennent des maîtres, mais les étudiants avancés et les maîtres étudient seuls. Ils lisent les écritures seuls, se joignent au monde spirituel seuls et y acquièrent de la puissance seuls. Par exemple, lorsque le maître le plus élevé d'une lignée étudie et pratique, il acquiert encore de la puissance, mais il n'a pas besoin de personne pour lui enseigner puisqu'il s'est laissé toucher directement par les Buddhas et les Bodhisatvas ; ou encore il se rejoint en tant qu'humain et esprit, en tant qu'un seul être, là où tout est unifié et où toute la conscience de toute chose est la conscience de toutes autres choses. Les chrétiens pratiquant le Kuji-In entreront en contact avec le Père, le Fils et le Saint-Esprit.

Pour résumer : l'initiation est le processus où un maître ou un enseignant augmente la puissance de quelqu'un d'autre afin d'assister l'étudiant ou le disciple sur son sentier pour lui indiquer la voie spirituelle et pour accélérer le processus d'éveil. Une telle pratique est fortement encouragée, mais n'est pas nécessaire pour s'illuminer ou pour trouver la vérité intérieure. À travers toute l'histoire, plusieurs saints et grands maîtres se sont éveillés simplement en passant beaucoup de temps contempler le Dieu de leur religion, ou sur leur être spirituel, avec dévotion et foi.

En Kuji-In, nous apprenons qu'il n'existe pas de temps ni d'espace ni de dimension en dehors de l'illusion. Ainsi, recevoir une initiation externe, par courriel ou téléphone, est presque aussi efficace qu'une initiation en personne. Lire les livres vous permettra de faire un bout de chemin, mais vous aurez besoin de beaucoup de pratique, ou d'avoir une certaine expérience spirituelle préalable. Si vous avez déjà transcendé en méditation, tous les concepts spirituels transmis, même si vous n'avez que lu des livres spirituels, vous toucheront et vous inspireront.

Apprendre dans les livres prend plus de temps, mais est une alternative raisonnable lorsqu'un maître n'est pas disponible. Je l'enseigne moi-même dans les livres que j'ai écrits. Certains de mes étudiants Internet évoluent plus rapidement que certains de mes étudiants en personne puisque ce processus ne dépend pas autant de la proximité que de la disponibilité de l'étudiant d'être touché par l'esprit. L'expérience transcendantale de Retsu aidera l'enseignant à comprendre cet aspect sans dimension de l'univers.

Afin qu'un processus d'initiation puisse se produire, il est très important de méditer régulièrement et de pratiquer les techniques qui seront transmises, ne serait-ce qu'un court instant, avant de les enseigner, afin d'éveiller l'énergie à l'intérieur du corps ainsi que son expérience dans la conscience de l'enseignant.

Revenus

Il est raisonnable de gagner un revenu en échange d'enseignements donnés. Pendant des années, lorsque les étudiants ou les disciples allaient au temple pour apprendre, ils apportaient de la nourriture et passaient un peu de temps à travailler au temple, en échange de la sagesse qu'ils recevaient. Aujourd'hui, cet échange se fait au moyen d'argent, la plupart du temps, mais l'échange ne doit pas absolument se faire sur une base financière. Cependant, l'échange doit être équitable et respectueux.

L'échange doit être équilibré, et ne doit pas être un fardeau pour l'étudiant, ni pour l'enseignant. Si l'échange est teinté d'égo, d'arrogance ou d'abus, il ne devrait pas avoir lieu. Soyez sage et suivez votre cœur, ainsi que votre discernement. Les enseignants ont le droit de gagner leur vie.

Les enseignants et les maîtres peuvent acheter du matériel (livres, malas de prière, etc.) des publications F.Lepine Publishing, à rabais, pour le revendre à leurs étudiants à prix régulier.

Environnement

L'environnement doit être propice à l'échange de la sagesse spirituelle. L'endroit devrait être suffisamment propre, confortable et la qualité de l'air devrait être raisonnablement bonne. Il devrait y avoir suffisamment d'espace pour que chaque étudiant puisse pratiquer le Qi-Gong en position debout, telles la Danse du Dragon ou toute autre pratique de Qi-Gong que connaît le professeur. La température de la pièce doit être confortable, ni trop chaude ni trop froide. Cependant, peu importe le cas, faites de votre mieux avec les moyens que vous avez.

Code vestimentaire

Les étudiants devraient être habillés confortablement afin que leur respiration soit fluide en position debout ou assise. Certaines écoles d'arts martiaux et de Qi-Gong peuvent fournir un kimono ou autre habit standard. Ces vêtements ne devraient pas être trop froids, ni trop chauds. Un enseignant ou un maître devrait être vêtu de façon convenable selon son titre pendant les cours, pouvant refléter la neutralité Zen ou être de style Tai-Chi.

Autel

Il devrait y avoir un autel dans la salle de cours, ou du moins, une statue spirituelle disposée de façon respectueuse. Selon votre sentier spirituel, la statue peut représenter Buddha, Jésus Christ ou Shiva. Les gens ne devraient pas passer devant cette statue dans une attitude de non-respect lorsqu'ils apprennent le Kuji-In.

L'autel devrait être construit et garni selon les croyances et pratiques de l'enseignant, mais toujours de façon respectueuse. Ne placez pas d'armes sur l'autel sauf si elles sont tenues par un Buddha ou un ange. Si vous placez des offrandes sous forme de nourriture et d'eau, ne les y laissez pas trop longtemps jusqu'à ce qu'ils aient perdu leur fraîcheur. Il est préférable de n'avoir aucune offrande plutôt que des offrandes pourries.

Air et os

Chaque pratique ou classe de Kuji-In doit inclure des exercices de respiration, de quelque type que ce soit, pendant au moins quelques respirations. En classe, les étudiants n'aiment pas devoir faire de longues séances de respiration, donc vous pouvez insister sur l'exécution de quelques respirations conscientes et les encourager ensuite à pratiquer quelques minutes à la maison.

Chaque classe ou pratique de Kuji-In doit inclure, de temps à autre, des exercices de Qi-Gong afin d'aider le flot d'énergie dans le corps, ainsi que quelques exercices afin d'assouplir la colonne vertébrale. La Danse du Dragon est très appropriée pour cela. Commencez en enseignant les mouvements des mains dans la « forme des trois boucles en forme de 8 », ensuite ajoutez le balancement des hanches, puis l'orientation de la tête et des mains. Les étudiants devraient pouvoir progresser à leur propre rythme, au fur et à mesure qu'ils saisissent chaque nouvelle étape de la technique.

Préparation

Avant chaque classe ou séminaire, l'enseignant devrait prendre un peu de temps afin d'investir et de remplir son corps d'énergies de Kuji-In. Avant une classe d'une heure, quelques minutes suffiront. Avant un séminaire de deux jours, au moins une heure de pratique et de prière doit être faite. Sans ces mesures préalables, le professeur risque d'épuiser ses propres réserves d'énergies. Les étudiants avancés devraient balayer le plancher ou accueillir les nouveaux étudiants si besoin est. Cette préparation ne devrait pas se faire pendant la classe et ne devrait pas être faite de manière à attirer l'attention des nouveaux étudiants. L'humilité est de mise. Personnellement, je respire et prie seul, avant chaque classe, alors que les étudiants avancés balaient le plancher pendant quelques minutes.

Progression

Les enseignants doivent commencer par enseigner les techniques de respiration adéquates, et rapidement progresser à l'étape de faire ressentir le Qi. Respectez le rythme de vos étudiants. Il n'est pas essentiel pour eux de ressentir le Qi pour qu'ils puissent continuer, mais ils devraient à tout le moins en apprendre les techniques de base.

Un niveau de Kuji-In devrait d'abord être enseigné en utilisant les outils de base, comme les syllabes japonaises (RIN, KYO, TOH…), et ajouter la prière sanskrite seulement lorsque les étudiants auront appris toutes les techniques. Chaque classe devrait couvrir la philosophie d'une technique de Kuji-In, ainsi que son rituel. Lorsque les étudiants apprennent le premier niveau de philosophie et de pratique du rituel de Kuji-In, pour chacun des neuf niveaux de Kuji-In, ils devraient ensuite se faire enseigner les techniques avancées, et enfin les techniques de Maîtrise.

Les techniques du premier livre de la trilogie servent d'introduction. Dans le second livre, les techniques sont approfondies davantage. Le mudra est le même, c'est la technique qui évolue à un niveau supérieur. Dans le troisième livre, vous verrez un autre niveau des techniques, légèrement différent des deux premiers livres. Si vous souhaitez devenir un enseignant compétent, vous devez les apprendre toutes pour ainsi guider les autres progressivement dans ce processus.

La première fois que l'on pratique le Kuji-In, cela doit être facile et agréable. Ensuite, dans l'entraînement avancé, nous allons à des niveaux plus forts, avec davantage de détails, et nous insistons pour apprendre les mantras sanskrits par cœur. Au niveau de la Maîtrise, vous découvrirez une dimension encore plus profonde du Kuji-In que vous ne devriez pas transmettre aux débutants.

Classes hebdomadaires

Bien que vous devriez trouver une méthode qui convienne à votre style, je vais vous donner un exemple de la manière dont j'enseigne dans une classe hebdomadaire. Une fois que vous comprenez la structure de base, vous pouvez l'adapter selon vos préférences.

Lorsque je donne mon cours hebdomadaire, j'accepte de nouveaux étudiants en tout temps en donnant un cours continu, adaptant le contenu aux nouveaux ainsi qu'aux anciens étudiants qui sont présents. Ainsi, un nouvel étudiant pourrait commencer à apprendre dans la classe RETSU, ce qui est convenable, puisque la première fois qu'un étudiant assiste à un cours, il apprend un aspect de la philosophie ainsi qu'une application de base du rituel dans un état de semi-méditation. Après que l'étudiant a vu chacun des neuf niveaux du Kuji-In, à la fois l'aspect philosophique ainsi que le rituel de chacun d'eux, il peut poursuivre sont apprentissage de tous les différents aspects philosophiques et niveaux supérieurs d'application des techniques. Je donne toujours le choix aux étudiants avancés (9 semaines ou plus) d'assister à l'exposé philosophique une fois de plus, à un autre niveau, ou d'aller à l'arrière de la classe afin de s'exercer aux rituels du Kuji-

In en utilisant la prière en Sanskrit afin qu'ils puissent sentir l'augmentation de leur puissance. Lorsqu'un étudiant assiste pour la seconde fois aux exposés des niveaux du Kuji-In, ou après plusieurs rencontres, je lui donne une feuille du niveau de Kuji-In en résumé, tiré du premier livre. Dans un séminaire intensif, je donne à tous les participants une série de 9 feuilles tirées du premier livre. Bien que j'encourage tous les étudiants à acheter leur propre série de volumes, tous devraient pouvoir avoir accès à l'aide-mémoire lorsqu'ils apprennent la technique avec un enseignant ou un maître. Les enseignants et les maîtres ont la permission d'imprimer des copies des 9 pages traitant du Kuji-In tirées du premier livre (les 9 pages avec la photo des mudras et la description des mantras), pour distribuer à leurs étudiants.

Je commence une classe avec une simple période de respiration d'environ une minute, où j'enseigne la respiration normale et inversée aux nouveaux étudiants alors que les étudiants plus avancés s'exercent. Cela ne se poursuit que pendant une minute ou deux. J'enchaîne ensuite avec l'entraînement de Qi-Gong pour quelques minutes supplémentaires (10-15 minutes). Ensuite, je commence à parler de la philosophie en lien avec le niveau de Kuji-In pour ce cours. Le premier jour de classe traite de RIN, avec un exposé philosophique en lien avec la confiance en soi, le courage, la foi, le droit à la vie, etc. La semaine suivante, nous poursuivons avec KYO. Pendant ce cours, je parle de responsabilité, d'affirmation de ce que nous souhaitons manifester, des applications karmiques de nos actions, de la puissance de la bénédiction et de la malédiction, etc. La troisième semaine, nous voyons TOH. Je parle alors de l'importance de se donner de l'attention, de nous comprendre nous-mêmes, d'auto-thérapie, d'introspection., etc.

Après que la philosophie ait été présentée (15-20 minutes), je commence à enseigner l'aspect du rituel du niveau de Kuji-In présenté cette semaine-là. Pour RIN, je démontre l'application correcte du mudra, en ne donnant que la version du mantra avec les syllabes japonaises. J'invite les étudiants à s'exercer ainsi pendant 2 minutes. Ensuite, je leur demande de porter leur attention au chakra de la base. Pendant qu'ils continuent leur pratique, je dis d'une voix douce « Rin… Rin… Rin… Chakra de la base… ». Ensuite je les invite à imaginer que leur chakra de base s'enflamme, et que la flamme monte dans leur corps et l'enveloppe. Je répète quelque chose comme « Rin… Rin… Rin… Chakra de la base, ressentez-le… il est en feu, votre corps entier est en feu et purifié… Rin… Rin… Rin… » puis restez silencieux pendant une minute supplémentaire. Je demande ensuite aux étudiants d'ajouter à leur centre d'attention un sentiment de confiance en soi, ou de droit à la vie. Je répète doucement les outils sur lesquels porter l'attention. Il est facile de conserver la position du mudra, donc nous devons simplement chuchoter les autres éléments de la pratique : « Rin… Rin… Rin… Le chakra de la base est le point de focalisation et la source du feu… votre corps entier est en feu… Confiance en soi… droit à la vie… »

Après 10 minutes de focalisation sur l'application de base de RIN du rituel, je leur demande d'ouvrir les yeux et d'être en paix. Je vais rapidement résumer sans insister les 5 outils qui composent le niveau RIN du Kuji-In :

- Montrez le mudra une fois de plus
- RIN doit être répété mentalement
- Focalisation sur le chakra de la base
- Visualiser le corps en feu, allumé par le chakra de la base
- Nourrir un sentiment de confiance en soi

Ensuite, je leur demande s'ils ont des questions. Ils n'en ont habituellement aucune, puisque leur esprit est engourdi suite à la pratique du Kuji-In qui a généré de la sérotonine et de l'endorphine dans leur cerveau. Souvent donc, je choisis un sujet au hasard, relié à la respiration ou au Qi-

Gong, afin qu'ils puissent revenir à leur état mental normal. Cela les aide à intégrer chaque enseignement plus facilement.

Cette procédure permet un enseignement continu, afin de toujours pouvoir admettre de nouveaux étudiants en classe, et de présenter plusieurs aspects philosophiques de chaque niveau de Kuji-In au cours d'une année d'enseignement sans jamais sembler donner le même contenu en classe. Les techniques de Qi-Gong étant légèrement différentes d'une classe à l'autre, n'ayant en commun que la Danse du Dragon, en respectant une période de 8-9 semaines avant d'enseigner un même niveau à nouveau. Je mentionne 8-9 semaines parce que parfois, lorsque les étudiants préfèrent des sujets plus tangibles, je présente ZAI et ZEN l'un après l'autre, pendant le même cours. Lorsque les étudiants préfèrent l'approche spirituelle, ZAI et ZEN sont couverts séparément, ZEN incluant moins de préparation et des périodes de méditation plus longues.

Certains de vos étudiants ne pratiqueront pas à la maison, utilisant leur classe hebdomadaire comme une période de pause du monde matériel. D'autres étudiants pratiqueront à la maison, sachant que la pratique est la clef du succès. Il n'est pas nécessaire que vos étudiants fassent le processus d'auto-initiation de 63 heures avant d'acquérir de l'information du niveau « Maître ». Cette information sera simplement moins facile à comprendre pour eux, et ils seront moins efficients. L'auto-initiation doit être expliquée, mais non imposée. (Il est nécessaire pour vous en tant qu'enseignant de l'avoir fait, si vous souhaitez enseigner le Kuji-In de haut niveau, afin que votre énergie assiste l'éveil de l'étudiant.) Les étudiants expérimentés devraient apprendre et pratiquer les mantras sanskrits de chaque niveau de Kuji-In.

Dans tous les cas, suivez votre intuition et suivez les besoins du groupe. Ne soyez pas arrogant au point de suivre un plan préétabli et d'ignorer l'état mental et émotionnel de vos étudiants. Vous devriez vous préparer avant chaque classe pour ensuite suivre votre intuition, influencée par les besoins spirituels du groupe en entier, en gérant la situation de façon responsable et offrez à la majorité ce dont ils ont besoin. Vous n'êtes ni sauveur, ni thérapeute.

Séminaires

Les séminaires se passent en grande partie comme une classe, mais sur une période de temps plus longue. Si vous avez lu le contenu ci-dessus, alors vous comprendrez les points suivants :

- Accueillez les étudiants au séminaire. Présentations.
- Respiration, différentes manières
- Qi-Gong, sentir le chi, Danse du Dragon (ou Qi-Gong de votre choix)
- Pause
- Brève histoire du Kuji-In
- Explication : mudra, mantra, mandala (visualisation), chakra, dharma (philosophie)
- Philosophie de RIN
- Rituel de base pour RIN
- Philosophie de KYO
- Rituel de base pour KYO
- Pause
- Philosophie et rituel de base pour TOH, ensuite SHA
- Pause
- KAI, JIN
- Pause

- RETSU, ZAI et ZEN
- Pause
- Méditation
- Survol du séminaire
- Dernière période de questions

Les pauses peuvent être courtes ou longues. Elles peuvent durer 10-20 minutes, se faire lors des repas ou durer des nuits entières pour des séminaires qui s'étendent sur plus d'une journée. Dans tous les cas, adaptez les pauses selon l'humeur du groupe afin de suivre à travers le processus et donnez-leur le temps d'assimiler l'information autant que l'énergie.

De temps à autre, des périodes de questions devraient être permises. Soyez compréhensif avec les étudiants qui souhaitent attirer l'attention en dérangeant la bonne marche du séminaire (« Nous en parlerons plus tard, pour l'instant, poursuivons avec la philosophie KAI. »).

Vous pouvez organiser vos séminaires en départageant les niveaux Débutant, Avancé et Maître, en suivant l'ordre indiqué dans les livres ou (ma préférence) offrir des séminaires régulièrement à chaque semaines/mois, où les gens y apprendront du nouveau matériel. Dans cette dernière situation, préparez du matériel pour les étudiants

Avancés et Maîtres afin qu'ils puissent pratiquer pendant que vous enseignez aux nouveaux étudiants.

Lorsque les étudiants reviennent après une pause, peu importe la durée, laissez-les faire quelques respirations conscientes. Lorsqu'ils reviennent après une nuit de sommeil, faites des respirations et des exercices de Qi-Gong à nouveau afin de faire remonter le niveau d'énergie.

Nous vous encourageons à offrir le premier livre de la trilogie du Kuji-In, comme aide-mémoire, à la fin du séminaire. Il peut être inclus dans le frais d'entrée du séminaire. Cependant, le processus d'apprentissage devrait se faire sans aide de livres, notes, etc. afin de pousser le cerveau à investir une certaine quantité d'énergie dans le processus d'apprentissage. Expliquez à vos étudiants que d'apprendre d'un enseignant certifié est au moins 10 fois plus efficace que d'apprendre seul, aidé de livres.

Titres

Dans tous les cas, vous pouvez utiliser les titres que vous avez mérités si vous le souhaitez, sans leur accorder trop d'importance. Vous êtes l'égal de chacun de vos étudiants. Ne vous permettez pas de vous comparer ni de faire compétition. L'arrogance n'est pas une caractéristique d'un enseignant de Kuji-In, encore moins d'un Maître en Kuji-In.

Utilisez vos titres seulement pour rassurer les étudiants qui demandent une preuve de votre compétence. N'insistez pas lorsque ces preuves ne sont pas demandées. Les titres devraient être mentionnés dans les premières présentations, si cela semble nécessaire, ou en introduction lors d'un séminaire.

Tradition

Bien que je n'insiste pas sur le dogme religieux bouddhiste derrière le Kuji-In, j'insiste sur le fait que le processus d'entraînement respecte la tradition. Afin de la suivre, les enseignements devraient être donnés approximativement de la même manière dont le Kuji-In est enseigné au fil des pages des livres de la trilogie du Kuji-In. J'encourage chaque enseignant à incorporer leur propre expérience dans leurs enseignements, mais d'user de prudence ce faisant. Certains enseignants ont inclus tellement de leur propre expérience qu'il ne restait plus de Kuji-In original, mais bien un casse-tête de mudras et de formules magiques qui ne menaient pas les étudiants à une évolution adéquate du processus du Kuji-In dans leur corps et dans leur esprit.

Jusqu'à ce que vous soyez devenu un Maître spirituel, vous ne devriez pas trop vous éloigner du Kuji-In qui vous a été enseigné par l'Approche Transformationelle, consolidée par François Lépine en différentes formes et média, mais créé à l'origine par les anciens et pionniers du Bouddhisme ésotérique hindou. Le fait d'être un maître en arts martiaux ou un bon guérisseur holistique ne fait pas de vous un Maître spirituel.

Matériel d'enseignement

En tant qu'enseignant de Kuji-In ou Maître de l'Approche Transformationelle, vous avez le droit d'acheter les livres et vidéos de Kuji-In à 50% du prix habituel, et de les vendre à vos étudiants au prix régulier, afin qu'ils puissent les utiliser comme guides.

Vous n'avez pas le droit de copier ou reproduire tout contenu qui est la propriété de F.Lepine Publishing sans permission .

Cependant, tous les enseignants et Maîtres certifiés ont la permission de photocopier les pages du premier livre de la trilogie qui couvrent les bases du Kuji-In (9 pages seulement, de RIN à ZEN), pour que les étudiants qui ont déjà reçu ces enseignements pour la seconde fois en classe ou en séminaire et seulement pour les étudiants qui ont payé (ou offert un échange) afin de recevoir ces aide-mémoires. Ces copies ne doivent que servir d'aide-mémoires à une autre forme d'enseignement, et chaque étudiant devrait être encouragé à se procurer son propre exemplaire du premier livre de la trilogie, ou encore la trilogie en entier.

Certifications

En tant qu'enseignant, vous avez le droit d'offrir des certificats à vos étudiants pour indiquer qu'ils ont assisté avec succès à un séminaire sur le Kuji-In, ou qu'ils ont assisté à une série entière de cours. Le certificat peut être celui offert par François Lépine conjointement à la certification du professeur, ou un autre de votre création. Dans ce cas, votre certificat devrait indiquer « Approche Transformationelle du Maître en Kuji-In François Lépine », et arborer le sceau de votre école.

Seul un Maître certifié en Kuji-In peut offrir la certification d'enseignant et de Maître. Jusqu'à ce qu'un Maître puisse sentir le niveau d'énergie et l'évolution d'un étudiant avec grande précision, il ne devrait pas donner de certification d'enseignant à un étudiant avant que celui-ci n'ait fait 3 ans de pratique. Un Maître qui ne ressent pas l'évolution d'une personne ne peut tout simplement pas faire graduer un enseignant au niveau Maître.

Notice

François Lépine fut ordonné dans la tradition de la Terre Pure de Hangaku Jodo, une lignée bouddhiste de la Terre Pure originaire du Japon. Étant Nord-Américain, il parle anglais et français, mais ne parle pas japonais. Le Buddha ne parlait pas japonais non plus, mais bien le Sanskrit ainsi que les langues locales. Selon ses instructions, nous devons adapter les enseignements bouddhistes à chaque nouvelle circonstance et culture.

François Lépine à retrace les origines du Kuji-In Japonais jusqu'aux Neuf Sceaux Chinois, ensuite jusqu'en Inde, la patrie du Buddha, menant à la sagesse de Vajrayana, une manière bouddhiste d'invoquer la puissance intérieure. Il s'agit à l'origine d'un rituel hindou de sacrifice au Dieu hindou Indra, mais la référence aux dieux étant soustraite à la sagesse bouddhiste, nous invoquons la Force et l'Énergie suprême du Soi supérieur.

Aucune appartenance à quelque organisation spécifique que ce soit n'est requise pour apprendre et profiter de cette sagesse. Il n'est pas requis de devenir Japonais, Chinois ou Tibétain pour pratique n'importe quelle forme de Bouddhisme. Les publications de François Lépine ont été appelées Kuji-In parce que c'est cette appellation qui est populaire et connue à travers le monde.

Dans toutes vos perceptions, nous vous encourageons à découvrir la sagesse plus évoluée qui s'y cache, qui ne se conforme habituellement pas avec aucune tradition, tendance, environnement culturel, tradition ou système de croyances. Le monde de l'âme et de l'esprit n'est pas lié aux lois naturelles, ni aux définitions humaines.

Certification d'enseignant

Lorsque vous vous sentez prêt à demander votre certification officielle en tant qu'enseignant dans l'Approche Transformationelle, vous pouvez le faire sur le site www.Kujiin.com.

Préparation du Maître

Recevoir le titre de « Maître en Kuji-In » signifie que vous maîtrisez la technique des rituels du Kuji-In, mais également la voie philosophique du Kuji-In. Ce titre ne fait pas de vous un Maître spirituel, mais reconnaît votre compétence en Kuji-In. Les enseignements authentiques Vajrayana bouddhistes ne peuvent être enseignés que par un prêtre bouddhiste. Dans ce sens, vous devez connaître la différence entre enseigner la technique du Kuji-In et enseigner la voie bouddhiste. Si vous ne pouvez trouver un bouddhiste Vajrayana près de chez vous, vous pouvez contacter François Lépine pour plus d'information sur ses enseignements bouddhistes en ligne. Cependant, le Bouddhisme n'est pas requis pour pratiquer une technique spirituelle, et quelques étudiants de l'Approche

Transformationelle ont déjà adapté le Kuji-In à leur voie chrétienne.

Transmutation émotionnelle :

La technique de Kuji-In la plus puissante se trouve dans la transmutation émotionnelle, et la reconnaissance de l'égo. Un enseignant en Kuji-In qui aspire à devenir un Maître en Kuji-In doit pratiquer la transmutation émotionnelle (qui se trouve dans le second livre) au moins une centaine de fois. Elle peut se faire chaque jour ou une fois par semaine, ou lorsque l'enseignant en ressent le besoin. Cette expérience élèvera l'énergie spirituelle de l'enseignant si à la fin de chaque pratique l'enseignant porte son attention sur la joie et la paix. Cette technique peut enfoncer quelqu'un dans une dépression si l'attention demeure sur les sentiments et émotions sombres. Pratiquez la technique tel qu'elle a été enseignée dans le livre. Allez au fond de chacune des situations, ensuite revenez en surface.

La transmutation émotionnelle est conçue pour libérer la voie, mais vous devez ensuite garder la voie propre. Vous devez également prendre le temps de reconnaître les actions que vous avez faites, les mots que vous avez dits, ainsi que les pensées que vous avez gardées à l'esprit pour que la situation émotionnelle se produise. C'est en reconnaissant les méthodes utilisées par l'égo pour saboter votre cœur que vous deviendrez maître.

Si vous êtes effrayé par un monstre dans le garde-robe, assoyez-vous dans ce garde-robe, fermez la porte, restez assis dans le noir avec votre monstre et ressentez-le de fond en comble. Ensuite, revenez à un sentiment de joie. Enfin, regardez votre égo ainsi que les illusions qu'il pousse sur votre mental afin que ce dernier finisse par fuir ce que vous voyez en vous. Soyez en paix.

Même si vous avez une certaine expérience avec la transmutation émotionnelle, vous n'avez pas le droit de jouer au thérapeute avec quiconque que vous rencontrez. Même si vous voyez leur situation, cela ne signifie pas que vous devez le leur dire. Ayez du discernement et soyez responsable de votre propre évolution.

Charger les mantras:

Un maître en Kuji-In doit être chargé avec la conscience contenue dans les mantras sanskrits du Kuji-In. Vous devez acquérir un mala de prière (mala bouddhiste, fait de 108 billes de bois, ou un mala hindou, fait de 109 billes de rudraksha).

L'expression « faire un mala » signifie que vous répétez un mantra 108 fois, en utilisant votre mala pour compter. La technique d'utiliser un mala pour compter les mantras se nomme « japa ». Sur le mala hindou, nous ne comptons pas la 109e bille, qui est réservée à Vishnu ou Shiva. Vous ne devez pas passer par-dessus la 109ième bille, mais bien inverser la direction dans laquelle vous comptez et faire votre prochain mala dans l'autre direction. Les malas Boudhistes comptant 108 billes ne sont pas concernés par cette règle.

Lorsque vous comptez vos mantras au moyen d'un mala (faire un japa), vous chargez progressivement le mala, en faisant ainsi un item puissant, un talisman qui gardera votre énergie élevée lorsque vous le porterez. Vous devriez compter les billes en utilisant votre majeur et votre pouce. Vous ne devriez pas toucher le mala avec votre index en faisant un japa. Ce n'est pas dramatique, mais cela déchargerait le mala de l'énergie qui y était préalablement chargée. Compter en utilisant votre index chargerait votre corps avec le mantra, mais pas le mala lui-même. Toucher le mala avec votre index sans réciter de mantra ne décharge pratiquement pas le mala, alors ne vous préoccupez pas de cette règle en manipulant votre mala pour le mettre ou l'enlever. Gardez votre mala dans un endroit sacré, sur un autel ou dans un contenant (sac de tissu, etc.) sacré. Lorsque vous le portez, gardez-le sous vos vêtements.

Ensuite, l'expression « faire 9 malas » signifie que vous utilisez votre mala pour répéter 9 fois 108 mantras. Avant de pouvoir devenir un Maître de Kuji-In, vous devez vous être chargé vous-même de 108 malas de chacun des 9 mantras Kuji-In Sanskrit. Pendant 12 jours consécutifs, récitez 9 malas du mantra Sanskrit RIN, tout en contemplant sa signification (confiance/foi), sans effort. Vous ne devez pas rater une seule journée, autrement vous devrez recharger ce mantra à partir du début. Après avoir récité 9 malas par jour pendant 12 jours, totalisant 108 malas, vous aurez récité 11664 fois le premier mantra du Kuji-In. Accordez-vous une pause de quelques jours, si vous le souhaitez, et faites la même chose avec le mantra Sanskrit KYO, tout en contemplant sa signification (responsabilité / circulation universelle).

Avant chacune de vos séances de japa, vous devez faire une prière afin de vous élever spirituellement. Pour chacun des 9 mantras sanskrits du Kuji-In, vous aurez récité 11664 fois le mantra, sous forme de 9 malas par jour pendant 12 jours consécutifs, provoquant ainsi une accumulation de charge dans votre corps et votre conscience. Après avoir chargé un mantra de cette manière, le concept ne vous quittera plus jamais, à moins que vous ne fassiez un effort pour que cela se produise (mais pourquoi le feriez-vous ?!). Lorsque vous récitez les mantras de Kuji-In selon la technique du japa, ne faites pas le mudra avec vos mains. La visualisation est accessoire. L'état d'esprit et le mantra sont les choses les plus importantes du japa. Lorsque vous remarquez que vous pensez à d'autres sujets, continuez simplement votre japa et revenez à la contemplation de la philosophie. Il est normal que votre mental tente de vagabonder, vous devez vous entraîner à vous maîtriser, sans vous juger.

Il peut arriver pendant vos pratiques que vous transcendiez. Vous croirez être tombé endormi, mais ce ne sera pas le cas. La transcendance est lorsque votre conscience quitte votre corps afin d'aller vers un état supérieur d'existence, puis reviens ensuite. Il est recommandé de transcender pendant la méditation, mais ce n'est pas très utile lorsque vous essayez de charger un mantra. Si vous tendez à transcender pendant la récitation de votre japa, faites vos malas en position debout, en marchant lentement, afin d'éviter de perdre conscience. Si vous échappez votre mala et perdez le compte, reculez d'environ 10 billes et poursuivez à partir de là. Vous pouvez utiliser un calepin afin de noter chaque mala complété. Si vous perdez le compte de vos malas, faites-en un de plus, juste au cas.

Le mantra peut être récité mentalement ou en chuchotant. La vitesse de récitation du mantra est la vitesse à laquelle vous pouvez le dire à voix haute, en prononçant correctement chacune des syllabes. Certaines personnes aiment réciter leurs mantras très rapidement, parce que cela est plus rapide et charge quand même le mala. Le mantra doit tout de même être audible et récité correctement si vous le dites à voix haute. Avec de la pratique, vous serez en mesure de réciter vos mantras assez rapidement. Vous pourrez faire 9 malas en moins de 30 minutes.

Une fois que tous les mantras sont chargés, vous serez également chargé, votre conscience ainsi que votre système énergétique, dans lequel ces énergies circulent. Si vous perdez ou brisez votre mala, cela ne signifie pas que vous deviez recommencer le processus de chargement. Cela signifie simplement que vous avez brisé l'item de puissance que vous avez créé en chargeant les mantras. Vous ne pouvez perdre ce qui se trouve en vous. Cela dit, il est préférable de garder un mala chargé.

Si vous avez quelque question que ce soit à propos de la technique du japa, la plupart du temps, la réponse consiste à s'exercer, et de s'exercer encore, dans un état d'esprit sacré.

La formule 9 X 12 est applicable aux mantras d'une seule ligne. Les mantras de quelques lignes doivent être pratiqués à raison d'un mala par jour pendant 41 jours. Nous n'avons pas de mantras d'un paragraphe en Kuji-In, mais il en existe quelques-uns en Vajrayana, qui est la partie bouddhiste contenant le Kuji-In. Contactez un Maître en Kuji-In ou un prêtre bouddhiste pour obtenir davantage d'information sur cette voie bouddhiste.

À propos de MahaVajra

MahaVajra est un Évêque bouddhiste de la tradition de la Terre Pure, attitré pour ouvrir des temples bouddhistes et d'ordonner des prêtres. Il est le fondateur du bouddhisme quantique, une philosophie bouddhiste moderne compatible avec les nouvelles découvertes scientifiques du domaine de la physique quantique. De son nom de naissance, François Lépine, fut ordonné Évêque (*Acharya*, en Sanskrit) dans la lignée officielle du Bouddhisme de la Terre Pure. Il a ajouté son expérience de Vajrayana aux enseignements de bouddhisme quantique.

Le nom bouddhiste officiel de François Lépine est: Acharya Maha Vajra, ce qui signifie Très-Révérend Grand Diamant / Éclaire / Adamentium. Les significations du mot

Sanskrit Vajra sont sans fin et font référence à la puissance et à l'indestructibilité

Il est également l'un des fondateurs de la Chevalerie Mystique, une communauté de guerriers spirituels qui promouvoit un comportement vertueux, la liberté, et la maîtrise de soi. Cette communauté est appréciée des artistes martiaux, mais compte également des guérisseurs et des savants.

www.MahaVajra.BE

www.ingramcontent.com/pod-product-compliance
Lightning Source LLC
Chambersburg PA
CBHW060558100426
42742CB00013B/2607